RAPPORT

SUR LE

SERVICE SANITAIRE

DU LOT

ANNÉE 1888

CAHORS

IMPRIMERIE F. PLANTADE, RUE SAINT-URCISSE, 25

—

1888

SERVICE SANITAIRE

DU LOT

RAPPORT

SUR LE

SERVICE SANITAIRE

DU LOT

ANNÉE 1888

CAHORS

IMPRIMERIE F. PLANTADE, RUE SAINT-URCISSE, 25

—

1888

RAPPORT
SUR LE SERVICE SANITAIRE DU LOT

ANNÉE 1888

Liste des Vétérinaires sanitaires

NOMS	DOMICILE	DATE du DIPLÔME	CIRCONSCRIPTIONS SANITAIRES
			Arrondissement de Cahors
Laur	Cahors	1855	Vétérinaire délégué, chef du service sanitaire du Lot, Commissionné pour les cantons de Cahors.
Ausset	Concots	1835	— de Limogne.
Bras	Arcambal	1865	— de St-Géry et de Lauzès.
Brouel	Castelfranc	1863	— de Catus et Cazals.
Feyt	Castelnau	1860	— de Castelnau.
Fournié	Lalbenque	1865	— de Lalbenque.
Lescoul	Sérignac	1853	— de Puy-l'Évêque.
Vergnières	Prayssac	1853	— —
Valat	Montcuq	1867	— de Montcuq.
Pons	Luzech	1868	— de Luzech.
			Arrondissement de Figeac
Austruy	Cajarc	1874	Commissionné pour le canton de Cajarc.
Campagne	Figeac	1887	— de Figeac et Latronquière.
Corn	Saint-Céré	1881	— de Saint-Céré et Bretenoux.
Olivier	Lacapelle-Mar.	1873	— de Lacapelle-Marival.
			Arrondissement de Gourdon
Telhomme	Martel	1859	Commissionné pour les cantons de Martel et Vayrac.
Calmette	Gramat	1881	— de Gramat et Livernon.
Cocula	Saint-Germain	1866	— de St-Germain et Labastide.
Gouloumès	Gourdon	1868	— de Gourdon et Salviac.
Mispoulet	Loupiac	1878	— de Payrac.
Péchayrand	Souillac	1876	— de Souillac.

MALADIES CONTAGIEUSES DE 1888

ARRONDISSEMENTS / CANTONS	GALE DU MOUTON		FIÈVRE APHTEUSE		MORVE		CHARBON		TUBERCU-LOSE		ROUGET DU PORC		PNEUMONIE ENTÉRITE		RAGE	
	malade	mort	malade	mort	malade	mort	malade	mort	malade	mort	malade	mort	malade	mort	malade	mort
Cahors — Cahors	»	»	»	»	3	3	»	»	»	»	1	1	»	»	2	2
Montcuq	»	»	»	»	12	8	»	»	»	»	»	»	»	»	»	»
Puy-l'Évêque	80	2	»	»	10	5	»	»	20	6	17	10	12	4	»	»
Luzech	»	»	»	»	»	»	»	»	1	1	»	»	»	»	1	1
Figeac — Figeac	»	»	»	»	»	»	»	»	»	»	25	25	»	»	»	»
Cajarc	»	»	8	»	»	»	»	»	2	2	66	36	»	»	4	4
Lacapelle-Mar.	»	»	1	1	»	»	9	9	»	»	»	»	»	»	»	»
St-Céré	»	»	»	»	»	»	1	1	»	»	»	»	»	»	2	2
Gourdon — Gourdon	»	»	»	»	7	5	»	»	2	2	14	»	»	»	5	5
Payrac	»	»	2	»	1	1	2	2	»	»	12	12	»	»	2	2
Souillac	»	»	»	»	»	»	»	»	»	»	2	2	»	»	»	»
Total	80	2	11	1	33	22	12	12	25	11	137	86	12	4	16	46

Les cantons du département du Lot qui ne figurent pas sur ce tableau, n'ont pas eu de maladies contagieuses à enregistrer.

SERVICE SANITAIRE DU LOT

EXERCICE 1888.

A Monsieur le Préfet du Lot.

Monsieur le Préfet,

Conformément à la loi du 21 juillet 1881, au décret du 28 juillet 1888 et à celui portant règlement d'administration publique du 22 juin 1882, j'ai l'honneur de vous adresser mon rapport d'ensemble sur les maladies contagieuses qui ont régné dans le département du Lot, en 1888.

Ce sont : la gale, la fièvre aphteuse, la morve, le charbon, la tuberculose, le rouget, la pneumonie-entérite infectieuse et la rage.

Gale du mouton.

La gale du mouton a été signalée sur 15 exploitations; 160 bêtes à laine ont été atteintes; 72 sont guéries, deux en sont mortes on ne sait trop comment.

Cette maladie règne assez fréquemment dans les troupeaux des Causses du Lot; les propriétaires n'en font pas la déclaration et les vétérinaires ne sont presque jamais consultés à cet égard; aussi parfois la propagation va-t-elle bon train et provoque-t-elle des pertes que les cultivateurs pourraient facilement éviter.

Fièvre aphteuse.

La fièvre aphteuse qui a sévi sur l'espèce bovine dans les cantons de Payrac, Souillac, Lacapelle-Marival et Cajarc, s'est bornée à 13 cas, dont 12 ont été guéris facilement; néanmoins un bœuf a succombé.

L'existence de cette maladie contagieuse en France et les pertes sensibles qu'elle a fait subir périodiquement à l'agriculture, nécessite de prendre cette affection en sérieuse considération afin de faire tout ce qu'il est possible, lors de son début, pour prévenir son irradiation. Il faut étouffer les germes de cette stomatite-aphteuse à cause de leur perfidité inouie.

M. le Ministre de l'agriculture l'a si bien compris que dans sa circulaire du 20 mai 1884, il recommande aux autorités de déployer l'activité et l'énergie nécessaires pour s'opposer à ses progrès envahisseurs et à mettre fin ainsi aux assertions présentées par le gouvernement britannique qui s'oppose encore de nos jours à la levée de l'interdiction qui frappe le bétail français à son entrée en Angleterre.

Morve.

La Morve a fait cette année 22 victimes. Les pertes se sont élevées à 5,370 francs et ont porté sur des chevaux appartenant à certains cultivateurs, mais le plus grand nombre à des marchands ambulants qui, en circulant de bourgade en bourgade, ont dû souiller les écuries où ils étaient logés, constituant ainsi chez les maîtres d'hôtels et aubergistes, de nombreux foyers d'infection.

Je ne saurais donc trop vous louer, Monsieur le Préfet, d'avoir recommandé comme vous avez daigné le faire dans votre circulaire du 11 janvier 1889, insérée au recueil des actes administratifs, en raison de l'extension des cas de cette maladie contagieuse dans le Lot, de mettre en vigueur les prescriptions de la loi du 21 juillet 1881, comme celles du décret de réglementation du 22 juillet 1882.

Charbon bactéridien.

Le charbon symptomatique ou bactéridien ne semble pas vouloir désemparer du canton de Lacapelle-Marival ; c'est toujours le long du parcours du ruisseau de l'Ouyse, avant de se jeter dans les gouffres de Thémines, dans les communes des *champs maudits*, que les cas de charbon continuent à se manifester. Il est toujours à supposer que l'atelier d'équarrissage signalé par M. Olivier vétérinaire sanitaire, n'est pas étranger à son apparition périodique. Je serais d'avis qu'il y aurait lieu d'établir auprès de cette usine, appartenant au sieur Delpech, à Anglars, une surveillance des plus actives, afin de préserver les bêtes à corne et les bêtes à laine de l'action néfaste des cadavres en putréfaction.

Les véhicules destinés au transport des cadavres enlevés des étables où les bœufs ont succombé pour être conduits au clos d'équarrissage, constituent une véritable trainée contagieuse sur les chemins parcourus.

Et s'il est vrai que les viscères de ces cadavres charbonneux soient jetés dans le ruisseau, il est facile de comprendre comment le charbon vient frapper de temps à autre, les animaux des communes situées sur son parcours.

Les pertes se sont élevées cette année à la somme de 4,370 fiancs.

M. Olivier a pratiqué de nombreuses vaccinations comme mesure préventive. Ces inoculations hypodermiques dont la découverte est due à M. Pasteur, ont déjà rendu de si grands bienfaits contre les affections charbonneuses, qu'il y a lieu de les propager et d'engager les propriétaires des localités, tour à tour envahies par le fléau maudit, de faire vacciner leurs bestiaux.

Tuberculose.

La tuberculose, par le décret du 28 juillet 1888, a été inscrite au nombre des maladies contagieuses classées dans la loi du 21 juillet 1881.

La science moderne ayant reconnu le caractère contagieux de la phthisie des bêtes bovines et sa transmission possible à l'espèce humaine par l'ingestion de viandes ou de lait provenant d'animaux tuberculeux, a nécessité l'extension du cadre des maladies contagieuses.

Le décret ne remonte qu'au mois de juillet dernier et déjà 25 cas de tuberculose ayant entraîné l'abatage de 11 têtes de gros bétail ont été enregistrés dans le département.

Ce n'est guère sur le vivant des animaux que les vétérinaires peuvent la constater; elle est si peu manifeste, si cachée lors de son début, qu'on ne peut y arriver facilement. C'est le plus souvent dans les abattoirs qu'on peut sûrement la constater.

C'est donc aux vétérinaires inspecteurs des abattoirs de fournir des renseignements, ce qu'ils n'ont pu faire jusqu'à ce jour.

Aussitôt que le vétérinaire inspecteur a reconnu l'existence de la tuberculose, il doit en référer au Maire qui l'a commis, afin qu'à son tour, il puisse en prévenir M. le Préfet qui, sur la confirmation du vétérinaire sanitaire délégué, doit prendre un arrêté portant déclaration d'infection afin d'empêcher la contagion d'exercer ses effets sur les autres bestiaux de l'exploitation.

Dans les communes où il existe des foires et marchés, il y a lieu de recommander à MM. les Maires de faire nettoyer et désinfecter l'emplacement où ont séjourné les animaux mis en vente à cause des germes infectieux qui souillent le sol.

M. le Ministre de l'Agriculture qui désire constamment être

renseigné sur la manière dont ce service fonctionne afin de pouvoir veiller à ce que l'inspection soit sérieusement faite et à ce que la désinfection obligatoire, après chaque marché, soit pratiquée, a reconnu que cette désinfection est une mesure sanitaire dont l'intérêt est presque égal à celui de la visite elle-même.

Il vous incombe donc, Monsieur le Préfet, d'après cette circulaire ministérielle, d'être toujours renseigné à cet effet. Le chef de service sanitaire est heureux de vous assurer qu'il est tout disposé à en établir, si vous l'y conviez, une surveillance rigoureuse, l'hygiène publique étant aujourd'hui reconnue la sauvegarde des nations.

C'est pour faire ressortir cette question d'hygiène et de salubrité publique que M. le Ministre s'est expliqué en ces termes :

« L'auxiliaire principal peut être ici le vétérinaire délégué, chef du service départemental. Le service d'inspection des foires et marchés est, il est vrai, un service exclusivement municipal, placé par la loi, sous la direction du Maire, mais notre droit de contrôle n'en existe pas moins sur le fonctionnement de ce service comme sur celui de tous les autres services publics, et le vétérinaire délégué devra être chargé par vous d'assister successivement à la visite sur les divers champs de foire et de nous rendre compte des conditions dans lesquelles les prescriptions de la loi sont exécutées, afin que vous puissiez mettre les municipalités en demeure d'obvier aux insuffisances qui vous seraient signalées. »

Il faut donc retenir de ce *modus vivendi* que dans le département du Lot, où le service a été organisé, certains maires devraient mettre plus d'empressement à tenir la main à l'exécution de cette surveillance. Il faut exiger que les vétérinaires inspecteurs visitent les bestiaux à l'entrée des foirails et non lorsqu'ils ont été agglomérés, on évitera bien plus sûrement ainsi la contagion que lorsque le contact aura eu lieu entre bêtes et gens.

Je crois pouvoir affirmer que la surveillance bien organisée sur les champs de foire, nous préservera des paniques qui se produisent, malheureusement trop souvent.

Rouget du Porc.

Le rouget du porc en continuant de faire des victimes, a singulièrement troublé le côté économique de beaucoup de fermes du département.

Depuis quelque temps, le porc est l'objet d'un grand élevage. La race locale a été sérieusement améliorée par les soins de la Société agricole et industrielle du Lot et de M. le Directeur de la Ferme-École du Montat.

C'est par l'introduction du sang anglais puisé dans les races du New-leicester et du Yorkshire, que les éleveurs ont vu leurs produits acquérir précocité et rendement.

Malheureusement, le Rouget refroidit l'élevage de cet animal qui était des plus rémunérateur dans le Lot.

M. Pasteur ayant démontré, comme pour le charbon, les bons effets des vaccinations du porc et les expériences de M. Maucler de Vaucluse les ayant confirmées, j'ai cherché à en recommander l'usage et partout où elles ont été pratiquées dans le département, elles ont donné des résultats assez satisfaisants pour engager les éleveurs à faire vacciner tous leurs jeunes porcelets de l'âge de 2 à 4 mois et du mois de novembre à celui de mars pour conjurer l'invasion du Rouget.

Les pertes, évaluées à 2,560 francs, m'ont paru au-dessous de la vérité : les vétérinaires n'étant que peu ou point appelés à traiter les animaux de cette espèce.

Pneumo-Entérite infectieuse.

La pneumo-entérite infectieuse qui frappe l'espèce porcine a été comprise dans le décret du 28 juillet 1888, en raison de son caractère éminemment contagieux. Elle fait périr rapidement les porcs récemment importés dans le Lot par le commerce qui les amène du Périgord et du Limousin.

Le défaut d'hygiène ne semble pas étranger à la manifestation de cette maladie : les porcs dans le département du Lot étant entretenus dans des loges mal aérées et fort peu éclairées. Ce sont de véritables bouges et non des habitations saines et salubres comme le réclame la gent porcine, contrairement aux préjugés répandus sur leurs mœurs.

Cette affection a été constatée en 1888 dans les communes de Prayssac et de Lherm sur six exploitations ; elle a frappé 12 sujets sur 30 qui composaient les porcheries atteintes ; 12 ont succombé. L'évaluation de la perte a été portée à 400 francs, chiffre assez faible et impliquant ainsi le jeune âge de ces animaux.

Rage.

La rage ne cesse d'exercer ses ravages sur l'espèce canine ; chaque année elle continue de faire de nouvelles victimes par sa facilité extrême de transmission, c'est-à-dire par morsures.

D'accord avec les meilleurs auteurs sur cette maladie, il faut reconnaître que la rage est toujours communiquée, et alors, il n'y a point lieu de rester indifférent dans l'application du règlement d'administration publique : le salut est là.

Les vaccinations antirabiques de M. Pasteur ayant prouvé qu'on peut rendre indemnes les chiens pour longtemps, il y aurait lieu de proposer au gouvernement de la République que tous les chiens fussent inoculés dans leur jeune âge.

En les vaccinant avec les virus atténués que M. Pasteur pourrait fournir dans son Institut, on préserverait à tout jamais l'humanité des terribles conséquences des morsures de chiens.

Dans le département du Lot, 16 chiens ont été abattus pour cause de rage des rues; c'est beaucoup trop lorsque les municipalités ont en mains des mesures prophylactiques telles que celles du décret du 22 juin 1882.

CONCLUSIONS.

Les maladies contagieuses telles que la Morve, le Charbon, la Tuberculose et le Rouget, ont régné cette année, en entraînant après elles, pas mal de pertes sensibles.

Elles continueront de régner si les conditions d'hygiène ne sont pas changées et si les déclarations aux autorités ne sont pas faites avec plus d'exactitude que par le passé.

Il faut reconnaître cependant, que si l'inspection des foires et marchés est bien pratiquée, elle pourrait faire changer la face des choses.

Si le service sanitaire tel qu'il a été organisé en France a été reconnu destiné à rendre des services d'une haute valeur, il y aurait nécessité de le rémunérer dans le Lot comme dans les autres départements.

Vous estimerez, Monsieur le Préfet, si sur le désir que m'en ont exprimé plusieurs de mes collègues, il n'y a pas urgence après en avoir pressenti M. le Ministre de l'Agriculture, de proposer au Conseil général du Lot, dans sa prochaine session, qu'il soit créé un sous-chapitre spécial affecté à la rémunération de ce service sanitaire dans chaque canton du département.

Tous les vétérinaires sanitaires sont disposés à vous continuer leur concours le plus dévoué. Ils vous font observer qu'ils ne sont pas riches, qu'ils sont obligés de vivre de leur travail.

Ils osent compter sur votre justice comme sur votre bienveillance pour obtenir la rémunération de leurs modestes services.

Ainsi armé, vous aurez beaucoup plus d'action auprès d'eux pour éteindre sur place les maladies contagieuses, pour obtenir la destruction rapide des foyers et des germes infectieux et éviter ainsi le retour de ces affections qui font souvent le désespoir de l'agriculture.

J'ajouterai, en terminant, Monsieur le Préfet, et je me rends garant de mon affirmation que si l'étranger a pu dire que nous ne sommes pas soucieux en France de notre sécurité intérieure comme l'a reproduit M. le Ministre à la tribune, nous saurons lui prouver que sous le Gouvernement de la République, les vétérinaires ont à cœur l'ardent désir de vouloir prendre toutes les mesures de sécurité, de nature à empêcher la naissance et le développement des épizooties dans le département du Lot.

Je suis avec respect,

Monsieur le Préfet,

Votre très humble et dévoué serviteur.

Le chef du service sanitaire, Chevalier du Mérite Agricole,

LAUR.